Bibliografische Information der Deutschen Nationalbibliothek:

Die Deutsche Bibliothek verzeichnet diese Publikation in der Deutschen National-bibliografie; detaillierte bibliografische Daten sind im Internet über http://dnb.d-nb.de/ abrufbar.

Impressum:

Copyright © 2017 GRIN Verlag
Druck und Bindung: Books on Demand GmbH, Norderstedt Germany
ISBN: 9783346163509

Dieses Buch bei GRIN:

https://www.grin.com/document/535763

Zdena Sabitzer

Wissensmanagement in der Pflege. Anforderungen an "Wissen der Organisation" (ISO 9001:2015) und Umsetzung im Betreuten Wohnen

GRIN Verlag

GRIN - Your knowledge has value

Der GRIN Verlag publiziert seit 1998 wissenschaftliche Arbeiten von Studenten, Hochschullehrern und anderen Akademikern als eBook und gedrucktes Buch. Die Verlagswebsite www.grin.com ist die ideale Plattform zur Veröffentlichung von Hausarbeiten, Abschlussarbeiten, wissenschaftlichen Aufsätzen, Dissertationen und Fachbüchern.

Besuchen Sie uns im Internet:

http://www.grin.com/

http://www.facebook.com/grincom

http://www.twitter.com/grin_com

Projektarbeit – Ausbildung zum/r zertifizierten
Qualitätsmanager/in & - Auditor/in
TÜV AUSTRIA Akademie

Anforderungen zum Thema "Wissen der Organisation" in der ISO 9001:2015 (Normpunkt 7.1.6)

und mögliche Umsetzung im "Betreuten Wohnen" – Bereich Pflege

Name: Zdena Sabitzer

Datum: 28.05.2017

Gender Erklärung

Es wird darauf hingewiesen, dass zur besseren Lesbarkeit dieser Arbeit, geschlechtsunabhängig für die männliche wie auch weibliche Form, einheitlich die männliche Form verwendet wird.

Inhaltsverzeichnis

„ Wissen ist Macht"

Francis Bacon (1561–1626)

1. Einleitung

Was passiert, wenn in einer Organisation wichtiges und vor allem organisationsspezifisches Wissen verloren geht?
Die Folge wäre, dass wesentliche Ressourcen und Werte sowie Wettbewerbsvorteile der Organisation verloren gehen und dadurch sogar die Existenz gefährdet sein kann.
Nicht alleine deshalb wird in der Literatur sehr oft der hohe Wert von Wissen erwähnt und beschrieben.
Aus diesen Gründen hat zwischenzeitlich das Wissensmanagement einen wichtigen Stellenwert im Qualitätsmanagement eingenommen.
In der ISO 9001:2015 wird zum ersten Mal der gezielte Umgang mit Wissen an eine Organisation gestellt.
Trotzdem wird in vielen Unternehmen dem Kapitel Wissensmanagement („Wissen der Organisation")
noch zu wenig Aufmerksamkeit geschenkt (vgl. Staiger, 2008 S. 12).

Aufgrund des Mangels an Pflege-Fachkräften auf der einen Seite und einer wachsenden Anzahl an Pflegeeinrichtungen mit unterschiedlichen Leistungsangeboten (Demenzerkrankungen, psychische Erkrankungen, Behinderungen) auf der anderen Seite, ist es auch in der Pflege besonders wichtig, sich mit der Bewahrung, der Weitergabe und der Beschaffung von neuem Wissen, intensiv zu beschäftigen.
Diese Arbeit beschäftigt sich mit der Frage, welche Anforderungen die ISO 9001:2015 über Wissen und Kompetenz an eine Organisation stellt, beschreibt welche von diesen Anforderungen an meinem Arbeitsplatz im Pensionisten-Wohnhaus Rosenberg im "Betreuten Wohnen" im Bereich der Pflege schon umgesetzt sind und schlägt Maßnahmen vor, um weitere Anforderungen der ISO 9001:2015 an ´Wissen der Organisation´ zu erfüllen.

Dazu werden im theoretischen Teil der Arbeit auch mit Bezug auf Fachliteratur, erst die Grundbegriffe wie Wissen, Kompetenz, und Wissensmanagement erklärt und die Anforderungen der ISO 9001:2015 an das Wissen und die Kompetenz einer Organisation dargestellt.
Im Detail wird darauf eingegangen, welche Bedeutung von Wissen in der Literatur beschrieben ist, welche Arten von Wissen es gibt, wie man Wissen ermitteln kann und wie es transferiert wird. Die Stufen der Kompetenzentwicklung sind ebenso Teil dieser Arbeit wie die Bausteine des Wissensmanagements.
Da es in dieser Arbeit um Wissensmanagement für den Bereich der Pflege geht, wird auch näher erklärt, wie die Arbeits- und Verantwortungsaufteilung im Bereich der Pflege organisiert ist und aus welchen Wissensquellen sich das Pflegewissen zusammensetzt.

Im praktischen Teil wird beschrieben, wie eine Implementierung von Teilbereichen des Wissensmanagement (Bausteine nach Probst) im Bereich "Betreutes Wohnen" in der Praxis aussehen könnte. Anhand einer Kompetenz-Matrix wird gezeigt, wie das Wissen der Mitarbeiter dargestellt werden kann. Erläutert wird, wie gespeichertes, vorhandenes Wissen verteilt wird und anhand von Beispielen aus der Praxis wird erklärt, welche Maßnahmen schon vorhanden sind und noch getroffen werden können um weitere Teilbereiche des Wissensmanagements zu implementieren.

1.1 Ziel der Projektarbeit

Ziel dieser Arbeit ist es, auf die Bedeutung einer Implementierung von Wissensmanagement für den Bereich der Pflege aufmerksam zu machen.

Dies unabhängig davon, ob eine Organisation die Zertifizierung nach ISO 9001 anstrebt, sein schon vorhandenes Qualitätsmanagement an die Norm anpassen oder nur Teilbereiche des Wissensmanagements nutzen möchte um damit eine Qualitätssteigerung zu erzielen.

Eine weitere Zielsetzung ist es, die aus dieser Arbeit gewonnenen Erkenntnisse der Abteilung Qualitätsmanagement im eigenen Unternehmens als mögliche Unterstützung beim Ausbau eines Wissensmanagements zu Verfügung zu stellen

2.0. Theoretischer Teil

2.1. ISO 9001:2015

ISO 9001:2015 ist die meist verbreitete und bedeutendste Qualitätsmanagement-Norm. Nach ISO 9001:2015 können Unternehmen und Organisationen aller Größen und Branchen zertifiziert werden. Diese Norm legt die Mindestanforderungen an ein internes Qualitätsmanagementsystem eines Unternehmens oder einer Organisation fest und bildet die Basis für einen kontinuierlichen Verbesserungsprozess. Damit kann die Transparenz betrieblicher Abläufe erhöht werden, die Kunden- und Mitarbeiterzufriedenheit verbessert, Fehlerquoten reduziert und letztendlich Kosten gesenkt werden (vgl. Managementsysteme TÜV Süd – www.).

2.1.1. Anforderung der ISO 9001:2015 an Wissen

„Die Organisation muss das Wissen bestimmen, das benötigt wird, um ihre Prozesse durchzuführen und um die Konformität von Produkten und Dienstleistungen zu erreichen. Dieses Wissen muss aufrechterhalten und in erforderlichen Umfang zur Verfügung gestellt werden. Bei Umgang mit sich ändernden Erfordernissen und Entwicklungstendenzen muss die Organisation ihr momentanes Wissen berücksichtigen und bestimmen, auf welche Weise jegliches notwendige Zusatzwissen und erforderlich Aktualisierungen erlangt oder darauf zugegriffen werden kann" (Auszug aus der ISO Norm 9001:2015).

Das bedeutet, dass eine Organisation, die eine Zertifizierung nach ISO 9002:2015 anstrebt, auch ein strukturiertes Wissensmanagement benötigt. Die Organisation muss für ihre identifizierten Prozesse das dazu notwendige Wissen konkret benennen. Das vorhandene Wissen muss aufrechterhalten und für Mitarbeiter verfügbar sein. Weiter muss die Organisation bestimmen, wie notwendiges und für die Organisation relevantes Zusatzwissen gewonnen werden kann (vgl. Wissensmanagement für ISO 9001:2015 QZ-online.de – www.)

Aber – Wissen alleine genügt nicht. Ein Sprichwort sagt nicht ohne Grund: „Drei Dinge machen einen guten Meister: Wissen, Können und Wollen." (Gutzitert www.)

2.1.2. Anforderungen der ISO 9001:2015 an Kompetenz

Wenn man sich Wissen angeeignet hat bedeutet das noch lange nicht, dass man damit auch die entsprechende Kompetenz besitzt, um dieses Wissen in der Praxis umsetzen zu können.
Deshalb fordert die ISO 9001:2015 im Punkt 7.2. Kompetenz folgendes:

„Die Organisation muss:

a) für Personen, die unter ihrer Aufsicht Tätigkeiten verrichten, welche die Leistung und Wirksamkeit des Qualitätsmanagementsystems beeinflussen, die erforderliche Kompetenz bestimmen

b) sicherstellen, dass diese Personen auf Grundlage angemessener Ausbildung, Schulung oder Erfahrung kompetent sind

c) wo zutreffend, Maßnahmen einleiten, um die benötigte Kompetenz zu erwerben, und die
Wirksamkeit der getroffenen Maßnahmen zu bewerten
d) angemessene dokumentierte Informationen als Nachweis der Kompetenz aufbewahren"
(Auszug aus ISO 9001:2015)

Damit verlangt die ISO 9001:2015 von Organisationen, für die jeweils durchzuführenden Tätigkeiten, auch entsprechend kompetente Mitarbeiter einzusetzen (siehe 2.3.).

Erklärungen zum Punkt 7.2. der ISO 9001:2015

a.) Hier sind alle Personen gemeint, die „qualitätsrelevante" Tätigkeiten durchführen. Um die erforderliche Kompetenz bestimmen zu können, muss zuerst die SOLL-Kompetenz definiert werden. Das kann z.B. mittels einer Kompetenzmatrix geschehen.

b.) Im nächsten Schritt wird in dieser Kompetenzmatrix die IST-Kompetenz mit der SOLL-Kompetenzanforderung verglichen. Die Beurteilung der IST-Kompetenz geschieht entweder durch eine persönliche Beurteilung durch den Vorgesetzten oder mittels externen oder internen Tests bzw. Zertifizierung, etc.

c.) Wird anhand der Kompetenzmatrix eine Abweichung (Kompetenzlücke) festgestellt, können die betroffenen Mitarbeiter entweder durch Schulung, Zusatz-Ausbildung, etc. die fehlenden Kompetenzen erwerben oder die Positionen werden durch neues Personal mit den entsprechenden Kompetenzen besetzt.

d.) Der Nachweis von durchgeführten Kompetenzanalysen und aller folgenden Maßnahmen ermöglicht es der Organisation, diesen Prozess wie in der Norm verlangt, auch darzulegen. Dazu sind die dazugehörigen Unterlagen aufzubewahren. (vgl. Gesellschaft für Wissensmanagement - Wissensmanagement in der Norm ISO 9001:2015 – www.)

2.2. Definition Wissen

Das Phänomen „Wissen" hat die Menschen schon immer beschäftigt. Von Platon und Aristoteles bis zu Kant, Hegel und Marx haben sich Philosophen aller Jahrhunderte mit Definitionen und Deutungen von Wissen auseinandergesetzt (vgl. Wissen und Wissensvermittlung – Organic eprints – www.)
Trotzdem ist der Begriff „Wissen" nicht eindeutig zu definieren, da es auch vom Fachgebiet des jeweiligen Unternehmens bzw. Organisation abhängt. So braucht man z.B. in einer Backstube ein vollkommen anderes Wissen als in einem Pflegeheim
„Wissen kann als Prozess der Erfahrungssammlung und Erklärung, sowie als die Kenntnis von Zusammenhängen und Problemlösungen verstanden werden" (Die Informationsplattform für Management, Strategien und Konzepte TechSphere – www.)

2.2.1. Arten von Wissen

Gewöhnlich wird zwischen explizitem Wissen (formulierbarem) - und implizitem Wissen (schwer oder nicht erklärbar), sowie zwischen persönlichem und kollektivem Wissen unterschieden. (Abb. 1)

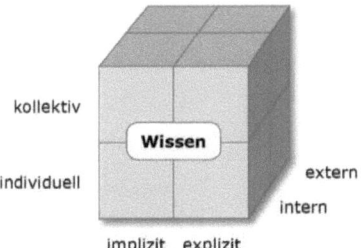

Abb. 1 Hochschule Schmalkalden – Arten des Wissens – www.

Implizites und explizites Wissen

Implizites Wissen ist unbewusstes, oft intuitives Wissen und kann deshalb schwer oder auch gar nicht vermittelt, oft auch gar nicht erklärt werden. Man kann etwas, ohne erklären zu können, wie man das macht. Ein Beispiel ist z.B. das Radfahren. Einmal erlernt macht man es automatisch, kann aber kaum erklären wie man fahren kann, ohne das Gleichgewicht zu verlieren.

Explizites Wissen ist im Gegensatz zum implizierten Wissen leichter zu formulieren und zu vermitteln. Es ist logisch nachvollziehbar und kann verständlich beschrieben werden. Z.B. mit Zahlen und Wörtern wie in organisationsspezifische Abläufen, Daten und Informationshandbüchern

Individuelles und kollektives Wissen

Individuelles Wissen ist Wissen, das nur eine Einzelperson oder eine kleine Personengruppe in der Organisation besitzt.

Über kollektives Wissen verfügt die gesamte Organisation, wobei aber nicht jeder einzelne Mitarbeiter über dieses Wissen verfügen muss – das Wissen muss aber bei Bedarf im Betrieb jederzeit abrufbar sein.

Internes und externes Wissen

Internes Wissen ist das organisationsspezifische Wissen. Oft ist einer Organisation nicht bewusst, über welches implizierte und individuelle Wissen sie schon verfügt.

Als externes Wissen wird Wissen benannt, das innerhalb der Organisation nicht vorhanden, aber für den Erfolg der Organisation notwendig ist. Externes Wissen kann durch Internetrecherche, aus der Zusammenarbeit mit Lieferanten, von Beratern, sowie durch Kundenbefragung, etc. erlangt werden.

Die größten Herausforderungen an das Wissensmanagement von Organisationen sind die Transfers von implizitem in explizites sowie individuelles in kollektives Wissen und die Sicherstellung der Verfügbarkeit von externem Wissen.

2.3. Definition Kompetenz

Kompetenz kann man als Verbindung von Wissen und Können definieren. Als kompetent kann man eine Person bezeichnen wenn sie die Fähigkeiten besitzt, angeeignetes Wissen mit praktischer Erfahrung zu kombinieren und dies im täglichen Handeln entsprechend umzusetzen.

2.3.1. Kompetenzentwicklungsstufen

Kompetenz ist nicht sofort vorhanden sondern entwickelt sich, wie z.B. in Abb. 2 dargestellt in Kompetenzentwicklungsstufen.

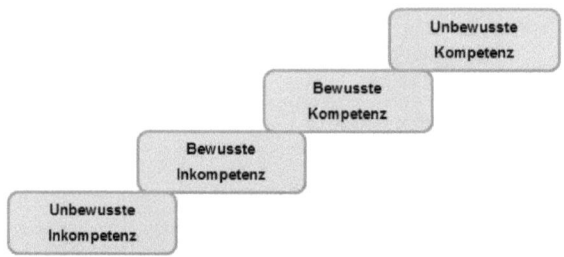

Abb. 2 Kompetenzentwicklungsstufen (eigene Darstellung)

> *__Die unbewusste Inkompetenz__: Ich kann nicht wissen, was ich nicht weiß. Es ist mir nicht bewusst. Nehmen wir als Beispiel das Fahrradfahren. Als ganz kleines Kind kannte ich noch kein Fahrrad, ergo konnte ich nicht wissen, dass ich kein Rad fahren kann.*
> *__Die bewusste Inkompetenz__: Ich weiß, dass ich etwas nicht kann. Ich bin mir darüber bewusst. In Bezug auf das Beispiel, ich weiß, was ein Fahrrad ist und mir ist bewusst, ich kann es noch nicht fahren.*
> *__Die bewusste Kompetenz__: Ich weiß, dass ich das kann. Es ist mir bewusst, aber für die Durchführung bedarf es einen gewissen Aufwand. Um beim Fahrrad zu bleiben, ich kann Rad fahren, muss mich aber darauf konzentrieren und eine Ablenkung könnte dazu führen, dass ich vom Rad herunterfalle.*
> *__Die unbewusste Kompetenz__: Ich habe etwas so sehr verinnerlicht, dass es keine Mühe bereitet, es aus- oder durchzuführen. Es funktioniert quasi voll automatisiert. Hier ist das Rad fahren so ganz nebenbei zu bewerkstelligen, ich überlege nicht mehr, ich tue es". (Bewusste Kommunikation – Die vier Kompetenzstufen – www.)*

2.4. Wissensmanagement

Jedes Unternehmen wird mit der Herausforderung konfrontiert, dass Wissen von Mitarbeitern verloren geht. Das geschieht durch Pensionierung, Kündigung, Arbeitsplatzwechsel oder aus anderen Gründen. Gleichzeitig entsteht immer wieder neues Wissen das für das Unternehmen wichtig ist. Um zu verhindern, dass vorhandenes Wissen verloren geht und sicherzustellen, dass neues Wissen im Unternehmen implementiert wird, sollten Unternehmen eine Strategie für ein Wissensmanagement entwickeln und umsetzen. Wissensmanagement wird für Unternehmen immer wichtiger: es hilft, Wissensressourcen zu erkennen, sie nutzbar zu machen, sowie das Wissen und die Fähigkeiten der Mitarbeiter weiter zu entwickeln. Bei der Implementierung geht es neben dem Erkennen der vorhandenen Wissensressourcen auch darum, wie Wissen erworben, wie es gespeichert und transferiert, sowie in der Praxis nutzbar gemacht wird.

Um den Prozess des Wissensmanagements übersichtlich darzustellen ist eine grafische Darstellung hilfreich (Abb. 3)

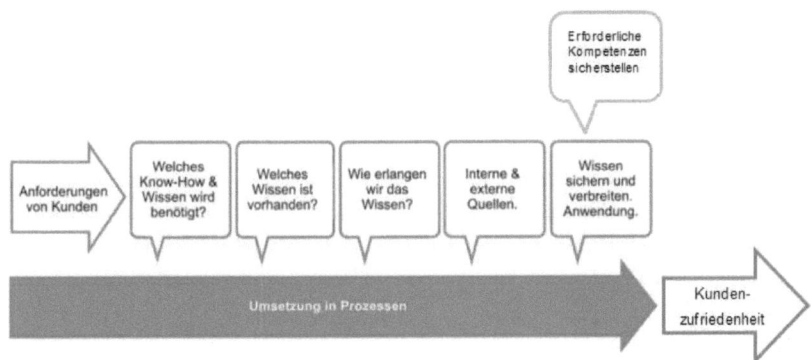

Abb.3 Prozessdarstellung
vgl. Community of Knowledge, Wissensmanagement in der neuen ISO 9001:2015 www.

2.4.1. Bausteine des Wissensmanagement (Probst, Raub, Romhardt)

Um ein effizientes Wissensmanagement aufzubauen, wird als Orientierungshilfe das Modell der acht Wissensbausteine von Probst, Raub und Ronhardt empfohlen (Abb. 4)

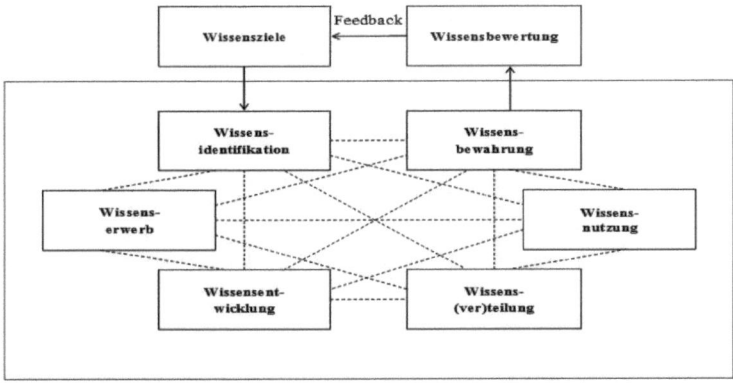

Abb. 4 Wissensmanagement Modelle – Bausteine des Wissensmanagements (Probst et al.) www.

Dieses Modell stellt einen Wissenskreislauf dar und zeigt auf, dass die einzelnen Bausteine miteinander vernetzt sind und in Wechselbeziehung oder -wirkung zueinander stehen.

Erklärung der einzelnen Bausteine:

"Die Bausteine "Wissensziele" und "Wissensbewertung" bilden im Probst Modell die strategische Ebene des Wissensmanagement ab, sämtliche andere Bausteine beziehen sich auf den operativen Bereich des Wissensmanagement. Die Bausteine auf strategischer Ebene bauen das Konzept der Wissensbausteine zu einem Managementregelkreis aus.

Wenn auch das Setzen von Wissenszielen sowie die Wissensnutzung nicht explizit im Abschnitt 7.1.6. der ISO 9001:2015 genannt werden, so sind beide Wissensbausteine für einen erfolgreichen Umgang mit Wissen zwingend nötig. Ohne Wissensziele sind weder eine klare Ausrichtung noch eine Erfolgsmessung im Umgang mit Wissen möglich. Ohne Wissensnutzung verfehlt Wissensmanagement seinen eigentlichen Zweck" (Koubek, 2015, S 131)

Die beiden strategischen Bausteine des Wissensmanagements werden nachstehend nur kurz betrachtet. Die Festlegung der strategischen **Wissensziele** liegt in der Verantwortung der Geschäftsführung, die anhand der Unternehmensstrategie bestimmen muss, welches Wissen benötigt wird, um die Unternehmensziele erreichen zu können und in welchen Bereichen des Unternehmens dazu Wissen aufgebaut werden muss.

Um feststellen zu können wie erfolgreich das Wissensmanagement gearbeitet hat, braucht es auch Instrumente zur **Wissensbewertung.** Auf der einen Seite, um Veränderungen und Fortschritte beurteilen zu können, auf der anderen Seite ist das im Unternehmen vorhandene Wissen auch ein erhöhender Faktor der Unternehmensbewertung.

Für den von mir in meiner Abteilung geplanten Ausbau von Wissensmanagement im ´Betreuten Wohnen´ – Bereich Pflege, werde ich mich nach den operativen Bausteinen orientieren.

Wissensidentifikation: schafft einen Überblick über internes und externes Wissen, welche Daten und Informationen in der Organisation vorhanden sind, wo dieses Wissen aufbewahrt bzw. gespeichert und wie es auffindbar ist.

Wissenserwerb: Neben dem schon vorhandenen Eigenwissen einer Organisation fließt auch Wissen aus externen Wissensquellen in die Organisation ein. Das geschieht durch Geschäftspartner und auch Fachleute, deren Kenntnisse und Wissen zugekauft oder in anderer Form eingebracht wird.

Wissensentwicklung: Gibt einen Überblick, wie man neues Wissen aufbaut, ob und wie neues Wissen und Fähigkeiten in der Organisation gefördert werden. Bezieht sich auf darauf, wie die Organisation die Ideen, Vorschläge und die Kreativität aller Mitarbeiter nützt.

Wissens(ver)teilung: Als erster Schritt sind die Wissensbestände zu analysieren. Bedeutet festzuhalten, wer in der Organisation welche Kenntnisse und Fähigkeiten besitzt. Dieses Wissen sollte multipliziert bzw. geteilt und an Einzelne oder Gruppen von Mitarbeitern weitergegeben werden.

Beim Wissenstransfer geht es auch darum die Frage zu beantworten: „Wer sollte was in welchem Umfang wissen oder können und wie kann ich die Prozesse der Wissens(ver)teilung erleichtern?" *(Probst, Gilbert-Raub, Stefan/Romhardt, Kai (2003) S.30).*

Wissensnutzung: Vorhandenes Wissen nützt wenig wenn es nicht angewendet wird. Es muss festgestellt werden, ob und wie vorhandenes Wissen eingesetzt wird und ob es Instrumente in der Organisation gibt oder welche benötigt werden, damit internes und externes Wissen auch angewendet werden kann.

Wissensbewahrung: Damit vorhandenes Wissen nicht verloren geht, muss es auch gesammelt, gespeichert und gewartet werden. Gewartet deshalb, um nicht mehr aktuelles Wissen oder Informationen zu entfernen und mit neuen Erkenntnissen zu ersetzen. Das Wissen der Organisation ist ja auch deren Kapital und sollte daher vor unberechtigtem Zugriff geschützt werden. Die Informationen müssen trotzdem leicht zu finden und allen Mitarbeitern die sie benötigen, auch zugänglich sein.

2.5. Wissensmanagement in der Pflege

Fehlendes Wissen und fehlende Erfahrung kann speziell im Gesundheitswesen schwerwiegende, auch tödliche Folgen haben. Die Recherche nach auf dem Markt dazu vorhandenen Publikationen hat ergeben, dass der Bereich Wissensmanagement im Bereich der Pflege bis jetzt eher wenig Beachtung gefunden hat.

Durchsucht man das Internet nach entsprechender Literatur über Wissensmanagement in der Pflege, stößt man hauptsächlich auf Arbeiten von Steffen Kosch, der sich wiederum sehr stark auf die Bücher der beiden amerikanischen Universitätsprofessorinnen Peggy L. Chinn und Maeona K. Kramer bezieht.

„Wissensmanagement in der Pflege ist ein noch wenig bearbeitetes Feld. Zum einen, weil die Pflege als Wissenschaft im mitteleuropäischen Raum, im Gegensatz zu den angelsächsischen Ländern, noch eher am Anfang steht. Auch, weil auf Grund des geringen Interesses der Politiker und der Arbeitgeber im Gesundheitsbereich, die Pflege als Wissenschaft überhaupt zu akzeptieren, kaum eine Förderung stattfindet. Schließlich sind damit Kosten verbunden, die die sowieso schmalen Budgets der Krankenhäuser und Leistungsträger zusätzlich belasten" (Community of Knowledge Wissensmanagement in Theorie und Praxis – www.)

2.5.1. Pflegewissen

Im Pflegebereich sind unterschiedliche Berufsgruppen mit unterschiedlichen Aufgaben und Verantwortungsbereichen eingesetzt. Diese sind im GuKG (Gesundheits- und Krankenpflegegesetz) festgelegt. Das Basis-Pflegewissen erhalten diese Berufsgruppen während ihrer Ausbildung.

Im Jahr 2016 wurde das GuKG einer Novelle unterzogen, in der Veränderungen bei den Berufsbildern der Gesundheits- und Krankenpflege im Bereich der Ausbildung und den jeweiligen Kompetenzen beschlossen wurde.

Hierarchisch sind die Pflegeberufe nach Ausbildung und Verantwortung wie folgt aufgestellt:

Heimhilfen (gilt nicht als Gesundheitsberuf): -Vollendetes 18. Lebensjahr, erfolgreiche Absolvierung der allgemeinen Schulpflicht. Nach einer 3,5 Monate dauernden Heimhilfe-Ausbildung mit positiv bestandener Abschlussprüfung ist man zur Ausübung des Berufes Heimhelfers qualifiziert (vgl. Landesgesetzblatt für Wien – Wiener Sozialbetreuungsberufsgesetz – www.)

Heimhilfen unterstützen Menschen die eine Betreuung bei der Körperpflege benötigen, sowie bei den Tätigkeiten des täglichen Lebens. Sie helfen und animieren damit die betreuten Menschen, ihre Selbständigkeit aufrecht zu halten.

Pflegehelfer/Pflegeassistent: Die Ausbildung dauert 1 Jahr. Der Aufgabenbereich ist im §16 GuKG, die Tätigkeiten im § 15 GuKG beschrieben, wobei aus den im § 15 beschriebenen Tätigkeiten, ein Teil dem Diplomierten Personal vorbehalten bleibt. Die Berufsgruppe der Pflegehelfer wurde nach der Novelle 2016 in **Pflegeassistenz** umbenannt und übernimmt dann auch bestimmte Tätigkeiten nach § 14 GuKG, die bisher diplomiertem Personal vorbehalten waren. Bisherige Pflegehelfer müssen zum Pflegeassistenten aufgeschult werden.

Diplomierte Gesundheits- und Krankenpfleger: Bisherige Voraussetzung war der Abschluss von 10 Schulstufen, Aufnahmetest und Aufnahmegespräch, sowie eine 3-jährige Ausbildung. Nach der neuen Novelle 2016 ist die Ausbildung nur mehr mit Matura und im Zuge eines Bachelorstudiengangs möglich. Mit dieser erweiterten Ausbildung können nach ärztlicher Anweisung auch einige Tätigkeiten übernommen werden, die bisher nur von Ärzten durchgeführt werden durften.

Detaillierte Informationen über die neuen Berufsbilder kann man dem Bundesgesetzblatt entnehmen. Eine übersichtliche Zusammenfassung findet man beim Österreichischen Gesundheits- und Krankenpflegeverband (GuKG Novelle 2016 – www.)

Das in der jeweiligen Berufsausbildung erworbene Wissen reicht meistens nicht aus, um auch Kompetenz zu erlangen. Dazu ist es notwendig, Wissen aus weiteren Wissensquellen und zusätzliche Erfahrungen zu gewinnen.

Die beiden Autorinnen Chinn und Kramer beschreiben in ihrem Fachbuch „Pflegetheorien: Kontext-Konzepte-Kritik" vier Segmente oder Wissensquellen, die in der Entstehung von Pflegewissen und in ihrem Zusammenwirken das Handeln von Pflegenden beeinflussen.

1. Intuition
2. Persönliches Wissen
3. Empirie
4. Ethik

Zusätzlich wird das Pflegewissen auch noch durch Wissen aus anderen Bereichen, wie der Medizin, Psychologie oder Pädagogik ergänzt (Vgl. Pflegeforschung anwenden, Hanna Mayer, Facultas, 2007).

Die Quellen des Wissens in der Pflege können wie in Abb. 5 dargestellt werden

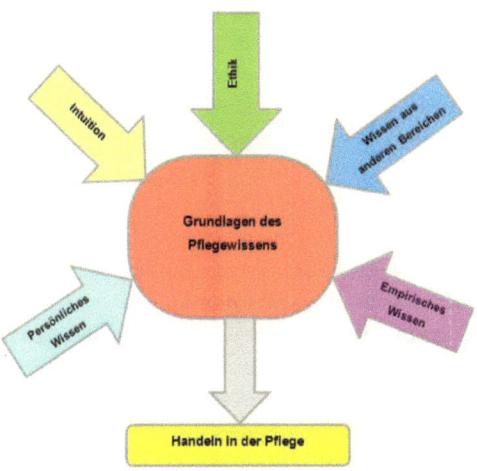

Abb. 5 Quellen des Pflegewissens (eigene Darstellung)

Zu 1. Intuition

Intuitives Wissen zeigt sich durch die pflegerischen Handlungen sowie durch das Verhalten und der Beziehung zwischen Pflegeperson und den zu Pflegenden. Ihre Intuition veranlasst die Pflegeperson, in bestimmten Situationen unbewusst richtig zu reagieren, sich richtig zu verhalten, die richtigen Maßnahmen zu treffen. Dieses intuitive Wissen kann man, wie auch implizites Wissen, nur sehr schwer oder auch gar nicht beschreiben (siehe auch 2.2.1. Implizites Wissen).

Zu 2. Persönliches Wissen

Das persönliche Wissen setzt sich aus implizitem und explizitem Wissen zusammen. Explizites Wissen wird im Zuge der Ausbildung, bei Schulungen und Trainings erlangt. Implizites Wissen beinhaltet persönliche und berufliche Erfahrungen, Haltungen, Einstellungen und Praktiken im Rahmen der individuellen Lebensgeschichte (vgl. Brandenburg/Dorschner 2003, 41 ff).

Zu 3. Empirie

Empirisches Wissen bildet zwar nur einen Teil des pflegerischen Gesamtwissens, es ist aber ein bedeutender Teil, da er den wissenschaftlich abgesicherten Bereich des Wissens beschreibt was bedeutet, dass dieses Wissen aus wissenschaftlichen Erkenntnissen besteht und damit nachvollziehbar und für jedermann zugänglich ist.

Zu 4. Ethik

Ethisches Wissen beinhaltet Werte, Normen und Überzeugungen und dient dazu, Entscheidungen abzuwägen und zu begründen (vgl. Lay, Ethik in der Pflege, 2003, 41ff)

Ethik ist eigentlich ein philosophisches Thema und befasst sich mit dem menschlichen Handeln. Ethik sagt uns was gute und schlechte Handlungen sind (z.B. "Du sollst nicht töten".) was moralisch oder unmoralisch, sittlich oder unsittlich ist oder auch wie wir uns in der Gesellschaft oder anderen Menschen gegenüber verhalten sollen. Ethische Grundregeln sind z.b. die Achtung der Menschenrechte, Respekt dem einzelnen Menschen gegenüber, Verhalten zum Wohle des Einzelnen, der Familie und der sozialen Gemeinschaft.

Im Bereich der Pflege ist ethisches Verhalten z.b.

- die Achtung anderer Wertvorstellungen oder religiöser und sozialer Bedürfnisse
- die Information über die pflegerische Betreuung der zu betreuenden Person
- persönliche Informationen vertraulich zu behandeln

Als Hilfestellung dient der Ethik Kodex für Pflegende, der vom Weltbund der Krankenschwestern und Krankenpfleger (ICN – International Council of Nurses) herausgegeben wurde.

Dieser Kodex wurde als Leitfaden für ein Handeln nach ethischen Werten und sozialen Bedürfnissen entwickelt (vgl. PflegeWiki Ethikkodex für Pflegende- www.)

3.0. Praktischer Teil

In der Ausgangslage stelle ich unser Unternehmen – das KWP (Kuratorium Wiener Pensionisten-Wohnhäuser); meine Funktion; mein Team; sowie ´Betreutes Wohnen´ und die damit verbundenen Aufgaben vor.

In den weiteren Punkten gehe ich darauf ein, welche Anforderungen der ISO 9001:2015 betreffend ´Wissen der Organisation´ in meinem Verantwortungsbereich schon erfüllt sind und wie die Implementierung weiterer Maßnahmen aussehen könnten.

Mein persönliches Anliegen ist es, in meinem Pflegeteam mehr Mitarbeiter zu haben, die ihr explizites Wissen besser anwenden und sich schneller implizites Wissen aneignen können. Dazu gehört auch, dass schon vorhandenes Wissen nicht verloren geht und rechtzeitig Maßnahmen getroffen werden, damit dieses Wissen erhalten bleibt. Dies mit dem Nutzen, ein kompetentes Pflegeteam zu entwickeln, welches aufgrund seines Wissens und seiner Kompetenz die bestmögliche Pflege anbietet.

3.1. Ausgangslage

Ich arbeite derzeit im Haus Rosenberg, eines der 30 Häuser des KWP. In diesen 30 Häusern leben ca. 9.000 Bewohner, davon etwa 1.600 im stationären Bereich und 7.400 in Wohnungen.

Im Haus Rosenberg befinden sich in drei stationären Bereichen 81 Bewohner. Zusätzlich verfügt das Haus Rosenberg über eine Schwerpunkt-Station mit 34 Pflegeplätzen für Personen mit Demenzerkrankungen und/oder - anderem herausfordernden Verhalten wie Weglauftendenz, Aggressionen, etc...

Im Jahr 2012 wurde im gesamten KWP ´Betreutes Wohnen´ (besteht aus den zwei Säulen Betreuung und Pflege) eingeführt.

Für diesen Bereich stehen in unserem Haus 214 Wohnungen zur Verfügung, davon sind derzeit 184 mit je einer Person bewohnt.

Das Ziel von 'Betreutem Wohnen' ist es, die Ressourcen der Bewohner zu bewahren, damit sie so lange wie möglich in ihrer eigenen Wohnung bleiben können.

Die eine Säule Betreuung ist für betreuerische Leistungen wie Gestaltung der Tagesstruktur, Gruppenangebote, Veranstaltungen, Unterstützung beim Wäschewaschen, etc. verantwortlich.

Ich bin im Haus Rosenberg im 'Betreuten Wohnen' für die andere Säule, den Bereich Pflege verantwortlich. Diesen Bereich leite ich seit etwas mehr als vier Jahren. Im Laufe der Zeit hat sich mein Team aufgrund der Erweiterung des Wohnraumangebotes von fünf Mitarbeitern auf 17 Mitarbeiter vergrößert.

Von unserer Säule 'Pflege' erhalten die Bewohner unter Berücksichtigung der Alltagsnormalität die medizinisch-pflegerischen Leistungen, die speziell dem individuellen, pflegerischen Bedarf entsprechen. Dies sind z.b. Unterstützung bei der Körperpflege, An- und Auskleiden, Wundversorgung, Medikamentenverabreichung, Subkutane Injektionen, Erste Hilfe bei medizinischen Notfällen, etc. Dies geschieht in enger Kooperation mit drei Hausärzten, Fachärzten und Psychologen.

Im Rahmen vom 'Betreuten Wohnen' gibt es auch eine spezielle Form der Betreuung, die 'Tag-Familie'. Das sind zwei Gruppen mit je 14 Bewohnern, bei denen die Grunderkrankung Demenz ist, die aber weiterhin in ihren einzelnen Wohnungen leben. Diese Gruppen in der 'Tag-Familie' benötigen eine Tagesstruktur um den Alltag zu bewältigen. Eine Betreuerin vor Ort ist dafür zuständig, die Bewohner bei der Alltagsbewältigung zu unterstützen. Dazu gibt es z.B. Sitzgymnastik, gemeinsamen Besuch von Veranstaltungen, Vorbereitung einfacher Speisen, etc.

Die pflegerische Versorgung dieser Bewohner der 'Tag-Familie' wird auch durch meine Abteilung sichergestellt und stellt für meine Mitarbeiter eine größere Herausforderung dar.

Um die Bewohner ganzheitlich zu betreuen, wird auf die Zusammenarbeit zwischen den beiden Säulen Betreuung und Pflege großer Wert gelegt. Dazu findet derzeit 1x täglich ein kurzer Informationsaustausch (Dienstübergabe) zwischen beiden Teams statt. Verbesserungspotential sehe ich darin, künftig gemeinsame Teambesprechungen einzuführen, um einen noch effektiveren Informationsaustausch (Wissenstransfer) zu erreichen.

Die kontinuierlich steigende Lebenserwartung bringt mit sich, dass immer mehr Menschen ein höheres Alter erreichen und dann oft nicht mehr für sich selbst sorgen können.

Verschärft wird dies in Zukunft dadurch, dass die Generation DINKS (double income – no kids) keine jüngeren Angehörigen mehr haben, welche die Pflege innerhalb der Familie übernehmen.

Die von mir beobachtete Entwicklung in den letzten 15 Jahren zeigt gleichzeitig einen Anstieg an Bewohnern mit Demenzerkrankungen, psychischen Erkrankungen und Behinderungen. Das wird die Anzahl an Menschen, die eine qualifizierte, pflegerische Betreuung benötigen, in Zukunft noch erhöhen und damit den derzeitigen Mangel an qualifizierten, kompetenten Pflegekräften verstärken.

Eigene Erfahrungen zeigen, dass aufgrund der hohen Nachfrage an Pflegekräften immer mehr Menschen aus Berufsfeldern, in denen die Anzahl an Mitarbeitern reduziert wird, in den Pflegebereich einsteigen wollen, bzw. vom Arbeitsmarktservice dazu angeregt werden. Durch verschiedene Umschulungsmöglichkeiten bringen sie zwar die Mindestvoraussetzungen an theoretischem (explizitem) Wissen für den Pflegebereich mit, haben aber keinerlei Erfahrungen und können oft nicht einmal ihr explizites Wissen umsetzen oder anwenden.

Um mehr kompetente Pflegekräfte zu entwickeln sehe ich deshalb für die Zukunft eine der Prioritäten darin, sich im Bereich der Pflege mit professionellem Wissensmanagement zu beschäftigen.

Unsere Organisation hat zwar kein ganzheitliches Qualitätsmanagement - es werden aber Teilbereiche des Qualitätsmanagement z.B. für den Bereich der Pflege oder der Gastronomie abgedeckt. Teile der Bausteine des Wissensmanagement stehen auch in meinem Bereich durch unser Unternehmensinternes ´Qualitätsmanagement in der Pflege´ schon zur Verfügung. Wie die Implementierung noch fehlender Bausteine bzw. deren Ergänzung in der praktischen Umsetzung in meinem Bereich aussehen könnte, wird in den nächsten Punkten beschrieben.

3.2. Aufbau des Wissensmanagement in der Praxis

Wissensmanagement verlangt wie jedes Qualitätsmanagementsystem fortlaufende Verbesserung. Um dies zu gewährleisten, würde ich als mögliche Werkzeuge für die Umsetzung in der Praxis die operativen Bausteine nach Probst in Verbindung mit dem PDCA-Zyklus benützen. Abb.6

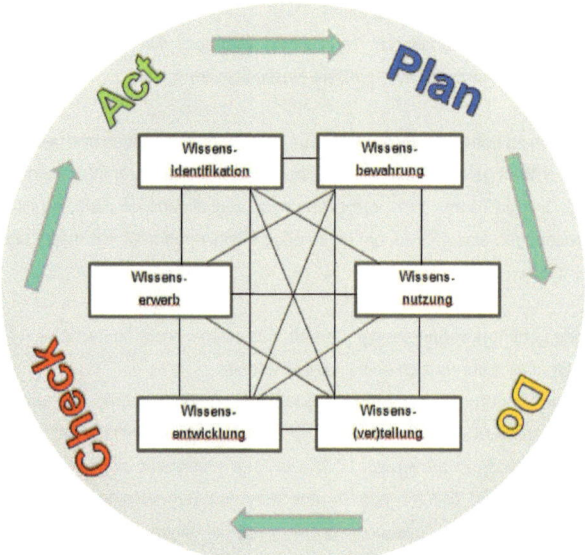

Abb. 6 Operative Wissensbausteine nach Probst im PDCA Zyklus (eigene Darstellung)

3.2.1. Wissensidentifikation

Von der Organisation ist festgelegt, welche Mitarbeiter (Berufsgruppen mit ihrem nach GuKG erworbenen Wissen) notwendig sind, um die, in der Pflege im ´Betreuten Wohnen´ angebotenen Leistungen (Kernprozesse) zu erbringen. Die Anforderungen an die jeweilige Funktion sind in einer Stellenbeschreibung beschrieben.

Zusätzlich gibt es in schriftlicher Form festgehaltenes und im Intranet jederzeit abrufbares Wissen in Form von pflegefachlichen Regelwerken, Standards, Organisationshandbücher (in dem Prozesse mittels Flussdiagramm dargestellt sind) abteilungsspezifischen Fact-Sheets, etc..

Noch nicht erfasst sind die Kompetenzen der einzelnen Mitarbeiter, was ich aber als Ergänzung des Bausteins Wissensidentifikation für wichtig erachte.

Als Werkzeug für die Analyse der IST-Kompetenzen meiner Mitarbeiter würde ich eine Kompetenzmatrix einsetzen (siehe nachfolgende Abb. 7).

In dieser Matrix werden die Kompetenzen der Mitarbeiter, die anhand einer Beurteilung durch den Vorgesetzten erfolgen, grafisch dargestellt.

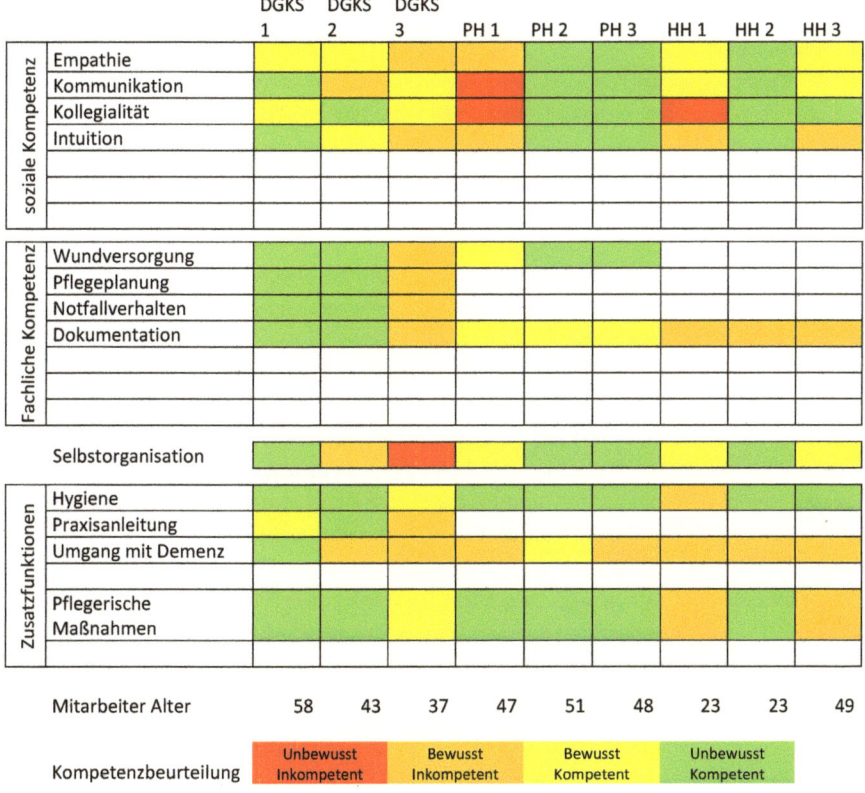

Abb. 7 Auszug einer möglichen Kompetenzmatrix (eigene Darstellung)

Obige Matrix ist für meine Abteilung nur ein auszugsweises Beispiel, wobei aber hinter jeder Bezeichnung ein konkreter Mitarbeiter meines Bereiches und seine Beurteilung stehen könnten. Zielsetzung ist es, so viele Mitarbeiter wie möglich im Bereich Grün-Gelb zu haben. Felder die nicht beurteilt sind, treffen auf die entsprechenden Mitarbeiter nicht zu. Pflegeplanung wird z.B. nur von DGKP gemacht.

Die Matrix verschafft einen schnellen Überblick, wo im Bereich des Wissens die kritischen Bereiche sind und welche Mitarbeiter in welchen Bereichen Schulungsbedarf haben. Die Zeile Mitarbeiter Alter signalisiert, bei wem kurz- oder mittelfristig eine Pensionierung ansteht. Dies ist wichtig um rechtzeitig Maßnahmen zu setzen, damit deren implizites Wissen weiter gegeben wird und damit der Abteilung erhalten bleibt. Zusätzlich wird auf einen Blick sichtbar, wie die Altersstruktur im Team aussieht.

Obwohl die Gesamtzahl an Demenz-erkrankten Bewohnern die von meinen Mitarbeitern derzeit betreut werden noch gering ist, wurde von mir aufgrund der stetig steigenden Anzahl der Umgang mit Demenz in der Kompetenzmatrix als wichtiger Punkt mit berücksichtigt. Die aus der Kompetenzmatrix abzuleitenden Maßnahmen werden im Rahmen der weiteren Bausteine behandelt.

3.2.2. Wissenserwerb

Um neues Wissen zu erwerben, hole ich in meinem Bereich regelmäßig externes Wissen von außen ein. Bei z.B. der Ausstattung mit neuen medizinischen Geräten oder zur Auffrischung des Wissens im Umgang mit diesen Geräten, finden Einschulung durch externe Firmen, auch durch die Lieferanten statt. Es finden auch Schulungen statt um bei den Mitarbeitern die richtigen Techniken beim z.B. Bandagieren oder bei der Wundversorgung aufzufrischen und um neue Mitarbeiter einzuschulen.

Ein wichtiges Thema ist wie schon erwähnt der Umgang mit dementen Bewohnern und speziell mit jenen, die als Begleiterscheinung der Demenz zusätzlich ein herausforderndes Verhalten (Aggression, Weglauftendenz, starke Stimmungsschwankungen) zeigen. Wie aus der Kompetenzmatrix erkennbar ist, besteht beim Großteil meines Teams der Bedarf, sich im Umgang mit Demenz mehr Wissen und Kompetenzen anzueignen.

Wir haben in unserer Organisation eine sehr kompetente Fach-Expertin für den Bereich Demenz die durch jahrlange Erfahrung in der Praxis sehr wertvolle Strategien zur Bewältigung im richtigen Umgang mit dementen Bewohnern gewonnen hat. Um die Wissenslücken meiner Mitarbeiter in diesem Bereich zu füllen habe ich mit dieser Expertin vereinbart, dass Sie uns im Einzelfall für Beratung und Wissenstransfer zur Verfügung steht.

Diese Möglichkeit konnte ich schon einige Male nutzen. Die besprochenen Strategien werden im Team auch schon fallbezogen angewandt und haben eine Erleichterung meiner Mitarbeiter bei den täglichen pflegerischen Handlungen und eine Reduzierung deren psychischen Belastung bewirkt. Eine Intensivierung wird angestrebt.

3.2.3. Wissensentwicklung

Im Bereich der Wissensentwicklung ist durch das GuGK im § 63 Abs.1 festgelegt, dass sich die jeweiligen Berufsgruppen regelmäßig fortbilden müssen. DGKP sind verpflichtet, jeweils innerhalb von fünf Jahren Fortbildungen in der Dauer von mindestens 60 Stunden zu besuchen. Pflegeassistenten und Pflege-Fachassistenten im Ausmaß von 40 Stunden.

Neue Entwicklungen und Erkenntnisse für den Bereich der Pflege werden von unserer Abteilung Pflegedienstleitung in Form von pflegefachlichen Regelwerken und Standards erarbeitet und übermittelt und sind für alle Mitarbeiter im Intranet jederzeit aufrufbar. Die Anwendung und Praxistauglichkeit dieser Regelwerke und Standards werden in Folge von der Abteilung ´Qualitätsmanagement in der Pflege` im Rahmen von internen Audits überprüft. Die Ergebnisse aus diesen Audits werden ausgewertet, dann zusammengefasst und allen Mitarbeitern in Schriftform zur Verfügung gestellt. Die Zusammenfassung enthält Verbesserungsmaßnahmen, die auch einen Beitrag zur Wissensentwicklung leisten.

Zusätzlich steht den Mitarbeitern für alle Unternehmensbereiche ein Fortbildungskatalog zur Verfügung, aus denen man sich fachspezifische Weiterbildungsmöglichkeiten aussuchen kann. Die Angebote aus diesem Katalog werden jährlich evaluiert.

Damit, das aus diesen Fortbildungen erworbene Wissen innerhalb des Teams weitervermittelt wird, wird es von den teilnehmenden Kollegen im Rahmen der monatlichen Teambesprechungen in Form einer kurzen Präsentation an alle Kolleginnen weitergegeben.

Im Punkt Wissensentwicklung geht es aber auch um den Umgang mit neuen Ideen von Mitarbeitern. Es war mir immer schon ein Anliegen, neue Ideen und Vorschläge der Mitarbeiter aufzunehmen - und falls sinnvoll und zu einem positiven Ergebnis führend - auch in den täglichen Ablauf einzubauen. Dazu habe ich schon Maßnahmen getroffen, die ich auch in den Bereich der Wissensentwicklung einordnen würde.

Bei der monatlichen Teambesprechung ist deshalb auch immer ein Zeitrahmen für das Thema neue Ideen und Vorschläge, sowie für die Besprechung von aktuellen Einzelfällen (Bewohner mit herausforderndem Verhalten, Demenz, psychische Erkrankungen etc.) reserviert.

Beispiel: es ist eine fast tägliche Herausforderung, dass ein dementer Bewohner die notwendige Unterstützung bei der Körperpflege oder beim Ankleiden nicht zulässt. Trotz Demenz ist jeder Bewohner individuell und benötigt eine individuelle Strategie.

Bei einem Bewohner genügt es, ihn mit der richtigen Fragetechnik und richtigem Zureden dazu zu bewegen, die Hilfestellung durch das Pflegepersonal jederzeit zuzulassen. Bei einem anderen Bewohner ist es z.B. wichtig, den richtigen Zeitpunkt zu herauszufinden, bei dem er zur Körperpflege bereit ist. Das kann man z.B. aus einer ausführlichen Biografie erkennen, die gleichzeitig ein wichtiges Instrument (Wissensquelle) im Umgang mit dementen Bewohnern ist. Wenn aus der Biografiearbeit hervor geht, dass der Bewohner gewöhnt ist, die Körperpflege erst am Abend durchzuführen, ist die Ablehnung der Hilfestellung durch das Pflegepersonal in der Früh, besser zu verstehen.

Ein weiteres Thema ist die Hilfestellung beim Aufstehen nach einem Sturz. Oft ergeben sich Situationen, bei der nur eine Pflegeperson vor Ort ist um die gestürzte Person alleine aufzuheben. Wenn sie dabei nicht die richtige Technik anwendet, kann dies für die Mitarbeiterin selbst zu gesundheitlichen Problemen führen. Eine hilfreiche Technik ist hier die Anwendung von Kinästhetik-Arbeit. Dabei handelt es sich um langsame, anstrengungslose, runde Bewegungen, einfache Griffe die ohne Kraft anwendbar und damit schonend für die Gelenke sind und die Mitarbeiter vor Eigenverletzungen schützen.

Da diese Techniken nicht jedem bekannt sind oder nur theoretisches Wissen dazu vorhanden ist habe ich geplant, einen externen oder internen Kinästhetik-Trainer einzuladen um meinen Mitarbeitern die wichtigsten Griffe und Techniken zu vermitteln. Dies stellt einen weiteren Beitrag zu deren Kompetenzentwicklung dar.

Dieses Thema würde ich nicht nur dem Baustein Wissensentwicklung, sondern auch dem Baustein Wissenserwerb zuordnen. Wie das Modul der Bausteine nach Probst zeigt, stehen die Bausteinen immer miteinander in Verbindung.

Wissensentwicklung geht auch meistens mit Veränderungen einher. Egal in welchem Ausmaß eine Veränderung oder Neuerung stattfindet, und egal ob die Veränderung durch die Geschäftsleitung angeordnet oder aus der Anregung eines Kollegen entsteht, als erstes kommt oft eine Ablehnung: "Das brauchen wir nicht" oder "Das haben wir schon immer so gemacht" (z.B. Einführung von neuen Sturzrisiko-Skalen). Diese Einstellung hemmt die Wissensentwicklung und deshalb muss dem entgegen gewirkt werden.

Um die Akzeptanz bei Veränderungen zu steigern ist es zielführend, die Mitarbeiter von Anfang so weit als möglich in die Veränderungen einzubeziehen.

3.2.4. Wissensverteilung

Aus der Kompetenzmatrix ist erkennbar, welche Kompetenzen/Wissen im Team vorhanden sind. Damit ist auch auf einen Blick zu erkennen, bei welchem Mitarbeiter in welchem Punkt Verbesserungsbedarf besteht.

Um einen zufriedenstellenden Ist-Zustand zu erreichen (so viele Mitarbeiter wie möglich im Gelb-Grünen Bereich) sind folgende Maßnahmen und Entwicklungsschritte geplant:

1. Mitarbeitergespräch

Mitarbeiter, deren Kompetenz im Bereich Orange-Rot eingeschätzt wurden, werden in einem Mitarbeitergespräch damit konfrontiert und erhalten die Chance, die eigene Kompetenz in den betreffenden Kompetenzbereichen selbst zu beurteilen bzw. zu der Einschätzung Stellung zu nehmen. Es wird davon ausgegangen, dass es zu einem Konsens betreffend der Fremd- und Selbsteinschätzung kommt und gemeinsam mögliche Maßnahmen (in- und externe Schulungen, Trainings, Workshops, Übertragung von neuen Verantwortungen, etc.) geplant und entwickelt werden können. Diese werden dann beim nächsten Mitarbeitergespräch erneut überprüft und der Fortschritt festgehalten.

2. Füllen von Wissens- und Kompetenzlücken

Um die Wissens- und/oder Kompetenzlücken zu füllen können Maßnahmen wie z.B. Job-Rotation, interne oder externe Fortbildungsmaßnahmen, Mentoren zuteilen, ergriffen werden.

In meinem Bereich hat sich die Mentoren-Methode gut bewährt und wird von mir künftig auch regelmäßig eingesetzt. So soll jedem neuen Mitarbeiter für die Zeit der Einschulung ein Mentor zur Seite gestellt werden der nicht nur die Aufgabe hat, dem neuen Kollegen zu helfen eine Bindung zum Unternehmen und Team herzustellen, sondern speziell auch seine Kompetenzen zu schärfen. Mentoren können nur Mitarbeiter sein, die in der Kompetenzmatrix selbst im Bereich Grün-Gelb eingeschätzt sind. Diese Mentoren werden schwerpunktmäßig auch jene Kollegen unterstützen, die in der Matrix im Orangen Bereich eingeschätzt sind.

Erfahrungen zeigen, dass gute Mitarbeiter manchmal nicht bereit sind, ihre Erfahrungen und Kenntnisse an Kollegen weiter zu geben. Im Zuge der Mitarbeitergespräche kommt dann zum Vorschein dass eine gewisse Angst besteht, mit der Weitergabe von Wissen die Position im Unternehmen oder dem Team als beste Mitarbeiter zu verlieren. Ebenso ist vermeintlicher Zeitmangel (man kommt dann nicht mehr dazu seine eigene Arbeit zu machen) ein Grund für Mitarbeiter, sich bei der Wissens(ver)teilung zurück zu halten.

Man muss es schaffen, dass unter den Mitarbeitern ein positiver Wettbewerb stattfindet wo der Mentor die höchste Auszeichnung erfährt und er damit seine Position im Unternehmen und dem Team verstärkt. Folgendes Beispiel soll zeigen, wie das in der Praxis umgesetzt wurde:

Eine Mitarbeiterin konnte bei Rettungseinsätzen jahrelang Erfahrungen zur Bewältigung von Notfallsituationen (Erste Hilfe) sammeln. Sie hat sich dadurch sehr viel implizites Wissen (Kompetenzen) in diesem Bereich angeeignet. Diese Mitarbeiterin übernimmt die Aufgabe, einmal pro Monat eine Notfallsituation zu inszenieren und beobachtet gemeinsam mit anderen Teammitgliedern, wie die agierenden Kolleginnen in dieser Notfallsituation reagieren und agieren.

Danach wird gemeinsam besprochen, was falsch und was richtig gelaufen ist und welche Verbesserungsmaßnahmen noch notwendig sind. Die genannte Mitarbeiterin übernimmt auch die Aufgabe, Kollegen, die sich in Notfallsituationen überfordert fühlen bei echten Notfalleinsätzen zu begleiten und zu unterstützen. Damit ist es gelungen, schon mehreren Mitarbeitern sicheres Handeln und damit Kompetenz zu vermitteln.

Ein weiteres Beispiel ist eine Mitarbeiterin, die im Bereich der Pflegedokumentation schon unbewusste Kompetenz erlangt hat. Diese Mitarbeiterin agiert bei der Einschulung von neuen Mitarbeitern als Mentorin in diesem Bereich und gilt mittlerweile allgemein als Ansprechperson bei Fragen bezüglich Pflegedokumentation.

3.2.5. Wissensnutzung

Es gilt dafür zu sorgen, dass theoretisch vorhandenes Wissen auch praktisch eingesetzt wird. Um dies zu kontrollieren, werden von der Organisation punktuell interne Audits durchgeführt, bei denen überprüft wird, ob und wie vorhandene Regelwerke und Standards zu Schwerpunktthemen (z.B. Sturz, Hautintegrität, Flüssigkeitsdefizit) eingehalten, genützt und dokumentiert werden.

Ich als Leitung des Bereiches Pflege führe regelmäßig Pflegevisiten durch um mich zu vergewissern, ob Abläufe eingehalten werden, ob die Pflegehandlungen korrekt durchgeführt und die vorgeschriebenen hygienischen Maßnahmen eingehalten werden. Die Pflegedokumentation wird auf Richtigkeit und Vollständigkeit, sowie auf regelmäßige Evaluierung überprüft.

Die Ergebnisse der Pflegevisite werden schriftlich anhand eines vorgegebenen Formulars festgehalten. Daraus ergeben sich Verbesserungsmaßnahmen, die mit den betreffenden Mitarbeitern besprochen und bei der nächsten Pflegevisite wieder überprüft werden.

3.2.6. Wissensbewahrung

Wie im Punkt 3.2.1. erwähnt, gibt es in unserer Organisation schon gut aufbereitete Regelwerke, Standards, Organisationshandbücher, etc... die den Mitarbeitern im Intranet auch jederzeit zugänglich sind. Diese Informationen werden regelmäßig aktualisiert.

Um sicherzustellen dass bestimmte Informationen nur von bestimmten Personen abgerufen werden können gibt es in der Organisation eine Berechtigungsmatrix welche die Zugriffsberechtigungen reguliert. Ergänzt werden diese Unterlagen in meinem Bereich durch die Mitarbeiter-Kompetenzmatrix, die von mir jährlich evaluiert wird.

4.0. Zusammenfassung

Konfuzius soll schon 500 Jahre vor Christus gesagt haben: "Wissen bedeutet zu erkennen, dass Du es weißt – und – wenn Du etwas nicht weißt zu erkennen, dass Du es nicht weißt"

Dies ist das Thema dieser Arbeit, die sich mit dem Thema Wissen – und zwar genauer mit dem Wissen im Bereich der Pflege von Bewohnern im "Betreuten Wohnen" beschäftigt, wobei auf die Anforderungen der ISO 9001:2015 zum Thema "Wissen in der Organisation" Bezug genommen wurde.

Jeder von uns kann - speziell im Abend seines Lebens - in die Situation kommen, nicht mehr alleine für sich selbst sorgen zu können sondern auf Unterstützung angewiesen zu sein. Und wohl jeder wünscht sich für diesen Fall, dass er von gut ausgebildeten, kompetenten, empathischen Menschen betreut wird die genau wissen, was sie zu tun haben um uns unseren Alltag zu erleichtern.

Woher kommt dieses Wissen? In der Ausbildung für Pflegekräfte wird das notwendige theoretische Wissen gelehrt, aber um eine wirklich kompetente Pflegekraft zu sein bei der sich die Bewohner oder Patienten auch gut betreut fühlen, bedarf es mehr. Leidenschaft für den Beruf, Empathie, eine gesunde Portion Intuition und Erfahrung. Das lernt man nicht in der Schule, und nicht jeder ist von Haus aus dazu begabt. Aber man kann als Unternehmen mittels eines Wissensmanagements dafür sorgen, dass wichtiges, vorhandenes Wissen erhalten bleibt, die Mitarbeiter sich regelmäßig weiteres Wissen aneignen und dort Kompetenz erlangen, wo sie diese benötigen.

In dieser Arbeit wurde in der Theorie behandelt, welche Arten von Wissen es gibt und wie Wissen entsteht. Es wurde auch erklärt was Kompetenz ist und in welchen Stufen sich Kompetenz entwickelt. Ebenso wurde beschrieben, welche Berufsgruppen für die Pflege der Bewohner im ´Betreuten Wohnen´ eingesetzt werden und aus welchen Quellen deren Pflegewissen kommt.

Im praktischen Teil wurde auf die konkrete Wissens-Situation im Bereich der Pflege im ´Betreuten Wohnen´ im Haus Rosenberg des KWP (Kuratorium Wiener Pensionisten-Wohnhäuser) auch bekannt als "Häuser zum Leben" eingegangen. Es wurde dokumentiert, welche Maßnahmen von Seiten des Unternehmens bestehen und welche zusätzlichen Maßnahmen in meiner Abteilung schon getroffen wurden bzw. noch getroffen werden sollten um den Umgang mit Wissen so zu betreiben, wie es die ISO 9001:2015 vorgibt.

4.1. Fazit und Ausblick

Als Leitung des Bereiches Pflege im ´Betreuten Wohnen´ im Haus Rosenberg des KWP war es schon immer mein Anliegen, dass meine Mitarbeiter unsere Bewohner bestmöglich betreuen, pflegen und dies trotz des anstrengenden und herausfordernden Berufes mit Freude und Engagement tun. Je mehr Wissen die Mitarbeiter haben und je professioneller und routinierter sie dieses einsetzen können, desto kompetenter sind sie. Obwohl ich im Laufe der letzten Jahre schon ein gutes und engagiertes Team bilden konnte gibt es natürlich immer Mitarbeiter, die noch zu wenig Kompetenz und Routine erlangt haben.

Auf die Idee, mich bewusst und damit viel intensiver mit dem Thema Wissensmanagement zu beschäftigen bin ich im Zuge meiner Ausbildung zum Qualitätsmanager/In im Gesundheitswesen in der TÜV-Austria Akademie gekommen und habe es aus diesem Grund als Thema für meine Abschlussarbeit gewählt.

Obwohl ich zum Zeitpunkt des Schreibens dieser Arbeit die berufsbegleitende Ausbildung noch nicht abgeschlossen hatte, konnte ich schon Ideen aufgreifen die ich praktisch umsetzen kann. Es ist mir bewusst, dass der Transfer unbewusster Kompetenz die größte Herausforderung darstellt und dies nur bis zu einem gewissen Grad möglich ist.

Auch wenn Teile des Wissensmanagement in unserem Unternehmen schon angewendet werden: es wird künftig notwendig sein, die Entwicklung der Mitarbeiterkompetenz noch stärker zu fördern und dem Thema Wissensmanagement mehr Aufmerksamkeit und Investition zu widmen.

Frei nach dem Zitat von Benjamin Franklin (1706 – 1790) "Eine Investition in Wissen bringt immer noch die besten Zinsen"

Literaturverzeichnis

Chinn Peggy L., Kramer Maeona K., (1996) Pflegetheorie: Konzepte – Kontext – Kritik, Verlag Ullstein

Koubek, Anni (2015) Praxisbuch ISO 9001:2015: Die neuen Anforderungen verstehen und umsetzen. Carl Hanser Verlag München

Lay, Reinhard, (2003) Ethik in der Pflege Ein Lehrbuch für die Aus-, Fort- und Weiterbildung, Schlütersche Verlagsgesellschaft

Mayer, Hanna, (2007) Pflegeforschung anwenden: Elemente und Basiswissen für Studium und Weiterbildung, Facultas

Probst Gilbert, Raub Stefan, Romhardt Kai (2003) Wissen managen Wie Unternehmen ihre wertvollste Ressource optimal nutzen. 4.Auflage, Verlag Dr. Th. Gabler

Staiger, Mark (2008) Wissensmanagement in kleinen und mittelständischen Unternehmen: Systematische Gestaltung einer wissensorientierten Organisationsstruktur und – kultur. 1.Auflage, Verlag Hampp

Quellennachweis www.

Bewusste Kommunikation - Die vier Kompetenzstufen
https://bewusstekommunikation.wordpress.com/tag/die-vier-kompetenzstufen/

Community of Knowlwdge Wissensmanagement in Theorie und Praxis
http://www.community-of-knowledge.de/beitrag/wissensmanagement-in-der-neuen-iso-90012015/
http://www.community-of-knowledge.de/benutzer/steffen-kosch/

Die Informationsplattform für Management, Strategien und Konzepte TechSphere - Wissensdefinition
http://www.techsphere.de/pageID=wm02.html

Gesellschaft für Wissensmanagement - Wissensmanagement in der Norm ISO 9001:2015
http://www.gfwm.de/wp-content/uploads/2016/05/Praktische_Orientierung_fuer_Qualitaetsmanagementverantwortliche_GfWM_D GQ.pdf

GuKG Novelle 2016
https://www.oegkv.at/fileadmin/user_upload/Aktuell/Folien_GuKG-Novelle_-_Endversion.pdf

Gutzitiert
http://www.gutzitiert.de/zitat_autor_sprichwort_thema_meister_zitat_26839.html

Hochschule Schmalkladen - Arten des Wissens
http://wdb.fh-sm.de/WissensmanagementArten

Landesgesetzblatt für Wien – Wiener Sozialbetreuungsberufsgesetz
https://www.wien.gv.at/recht/landesrecht-wien/landesgesetzblatt/jahrgang/2008/html/lg2008004.html

Managementsysteme TÜV Süd
http://www.tuev-sued.de/management-systeme/iso-9001

PflegeWiki Ethikkodex für Pflegende
http://www.pflegewiki.de/wiki/Ethikkodex_f%C3%BCr_Pflegende

Wissen und Wissensvermittlung – Organic eprints
http://orgprints.org/7021/3/K2_005-036_A4.pdf

Wissensmanagement für ISO 9001:2015 QZ-online.de
https://www.qz-online.de/qualitaets-management/qm-basics/recht_normen/iso-9001-2015/artikel/wissensmanagement-fuer-iso-9001-2015-1283795.html

Wissensmanagement Modelle - Bausteine des Wissensmanagements (Probst et al.)
http://www.artm-friends.at/am/km/basics/mod-probst-d.html

BEI GRIN MACHT SICH IHR WISSEN BEZAHLT

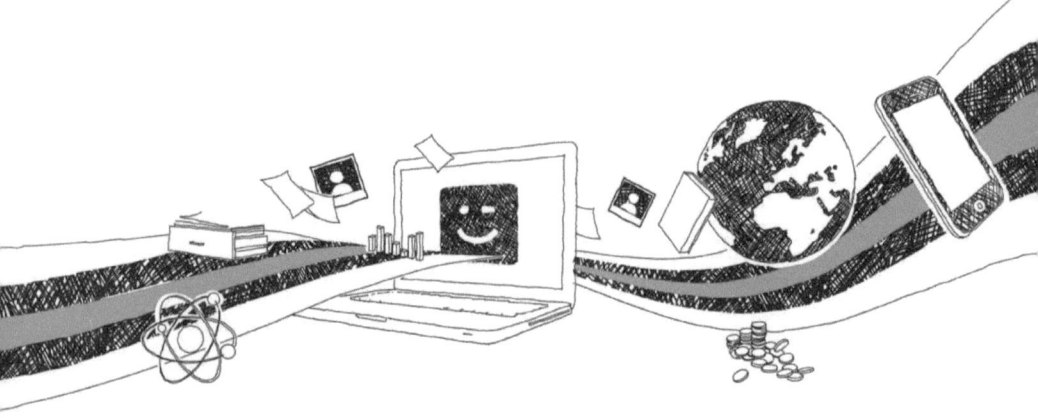

- Wir veröffentlichen Ihre Hausarbeit,
  Bachelor- und Masterarbeit

- Ihr eigenes eBook und Buch -
  weltweit in allen wichtigen Shops

- Verdienen Sie an jedem Verkauf

Jetzt bei www.GRIN.com hochladen und kostenlos publizieren

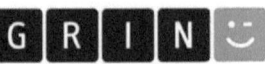